AF246235

# RECHERCHES EXPÉRIMENTALES

## SUR L'EMPLOI

# DE LA GÉLATINE

### COMME

## SUBSTANCE ALIMENTAIRE.

# RECHERCHES EXPÉRIMENTALES

## SUR L'EMPLOI

# De la Gélatine

COMME

## *Substance alimentaire;*

*par*

MM. EDWARDS, Membre de l'Institut;

et BALSAC, D.-M.

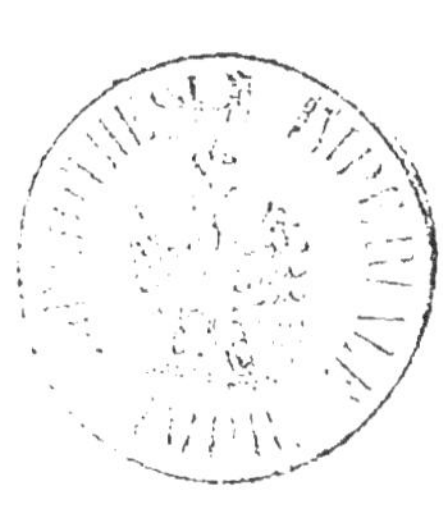

A PARIS,

IMPRIMERIE DE MIGNERET, RUE DU DRAGON, N° 20.

—

1833.

# RECHERCHES EXPÉRIMENTALES

SUR

# L'EMPLOI DE LA GÉLATINE

COMME SUBSTANCE ALIMENTAIRE.

---

Il est des questions d'utilité pratique d'un aussi haut intérêt, pour les savans, que des recherches de théorie élevée. C'est une question de cette nature qui a donné naissance aux recherches expérimentales dont nous venons entretenir l'Académie. Un chimiste distingué s'est occupé, depuis longtemps, d'une application importante de la science qu'il cultive; il s'agissait de pourvoir plus amplement à la subsistance de l'homme et d'adoucir ainsi le plus grand fléau de la société : le besoin. Une substance qui fait partie des alimens les plus nutritifs de l'homme, se trouvait ailleurs combinée avec des substances inertes. Ce fait était connu dans le monde, long-temps avant que l'analyse chimique l'eut apprécié à sa juste valeur. C'est seulement lorsqu'elle a déterminé la proportion réelle de la gélatine dans les os qu'on a pu reconnaître combien il en échappait aux procédés usités jusqu'alors, et combien l'homme perdait ainsi, sans le savoir, de substances réputées alimentaires. Ce fait scientifique est connu depuis bien des années, et depuis bien des années ce fait, si fécond en lui-même, était resté, pour ainsi dire, une connaissance abstraite et stérile. D'abord, il fallait y penser, et nous l'avouerons, rien n'était plus naturel. Aussi y a-t-on pensé et a-t-on fait des essais à diverses reprises, depuis 150 ans; mais on avouera de même, que rien n'est plus rare que de reconnaître toute la portée d'une idée, d'avoir une conviction tellement profonde de l'utilité d'une vue, qu'on emploie toutes les ressources de son intelligence pour la réaliser, toute la force de son caractère, pour vaincre les résistances, concevables seulement s'il s'agissait de faire accepter un don funeste. Tels sont, depuis vingt ans, les travaux d'un chimiste qui se voyait sur le point de réaliser ses hautes espérances, lorsqu'on éleva une objection qui arrêta l'élan qu'il avait excité dans toute la France.

Il serait difficile de prévoir la nature et la source de l'objection. Porte-t-elle sur l'extraction de la gélatine, en condamnant le procédé? Pense-t-on que la gélatine contenue dans les os n'est pas la même que celle qui fait la plus grande partie du bouillon de viande? Ces objections seraient fortes, mais elles n'ont pas été faites dans cette occasion. A-t-on proposé l'usage de la gélatine, sans autre préparation qu'une solution dans l'eau, pour remplacer le bouillon? Loin de là, on a recommandé de l'associer à plusieurs autres substances, mais surtout à la viande, dans une proportion moindre que celle usitée pour le bouillon ordinaire. Est-ce un préjugé de la part de ceux auxquels cette préparation est destinée, et qui par ignorance en repoussent l'essai?

Des milliers de pauvres ont consommé des centaines de mille rations, et les ont recherchées avec un vif empressement. Nous ne parlons pas des hôpitaux où le malade indigent est obligé d'accepter la nourriture qu'on lui prépare, mais de l'indigent libre et bien portant, qui, s'il est moins difficile et délicat que le riche, n'en est pas moins attaché à la vie, et ne reviendrait pas à la même source puiser la faiblesse, la maladie ou la mort, parce qu'elles seraient gratuites? Non, l'objection part de plus haut. La gélatine, comme substance alimentaire, a été soumise à des épreuves scientifiques; elle n'a pas répondu à l'attente; elle ne paraît point nutritive.

L'objection est grave, car la science intervenant dans des questions d'utilité pratique qu'elle domine depuis un demi-siècle, exerce à l'instant une grande influence. C'est ce que nous avons vu dans l'occasion présente. Ainsi, il y a un conflit entre l'usage pratique et les recherches expérimentales; nous ne prétendons révoquer en doute les résultats de l'une ni de l'autre méthode; car nous savons que partout, dans la nature, des faits paraissent être en opposition sans être incompatibles. Et nous le dirons d'avance, les recherches expérimentales auxquelles nous nous sommes livrés, donnent un résultat de cette nature en conciliant tous les faits connus. Mais nous en ferons complètement abstraction; nous nous occuperons de la gélatine comme si c'était une substance nouvelle récemment découverte par les chimistes qui, d'après l'analyse et l'analogie, la recommanderaient comme substance nutritive.

Mais d'abord qu'est-ce qu'une substance nutritive? C'est une substance qui, susceptible d'une digestion facile, contribue à l'entretien de la vie.

On s'étonnera peut-être que nous élevions cette question, mais elle est d'une importance extrême; tout en dépend, et voici pourquoi : s'il fallait, pour qu'une substance fût nutritive, qu'elle suffît à elle seule à remplir ces conditions, nous n'en trouverions peut-être pas qui méritât ce nom. Par exemple, le physiologiste distingué qui a reconnu que le pain seul ne suffit pas pour nourrir, s'est bien gardé de venir dire à l'Académie et au monde, que l'homme s'est trompé jusqu'ici, en se livrant à l'agriculture, pour se procurer du pain; car il était prouvé que le pain n'est pas nutritif, puisque seul il ne suffit pas pour nourrir.

Mais comment reconnaître qu'un aliment contribue à l'entretien de la vie, lorsqu'il est insuffisant; car une nourriture insuffisante doit nuire à la santé et même produire un dépérissement. Voici comment : on sait que l'homme et les animaux, dans leur jeunessse, en prenant des alimens appropriés augmentent de poids, et que c'est cette augmentation de poids qui constitue l'élément le plus saillant de la nutrition. On sait même, avec moins de précision mais avec autant de certitude, que tout en prenant des substances de digestion facile, le corps peut diminuer de poids, et cependant les alimens auraient contribué puissamment à l'entretien de la vie, parce que sans eux la mort serait survenue dans un court espace de temps. C'est d'après de pareilles considérations, que nous n'indiquons ici que d'une manière générale, que l'on peut juger si une substance est nutritive, et même déterminer la mesure de ses effets.

Or, on se doute déjà, d'après ce premier aperçu, que nous avons à faire à une question très-compliquée, qui paraissait d'abord très-simple, et à tel point qu'on aurait cru pouvoir la résoudre très-facilement. Elle tient, au contraire, à une des parties les plus difficiles de la physiologie, à celle qui est la plus obscure et la plus imparfaite, la nutrition. La première difficulté qui se présente, en voulant recourir à l'expérience, c'est le choix des sujets qui doivent éprouver les bons ou les mauvais effets de l'alimentation. Or, que veut-on ? Des résultats exacts et précis, capables de résoudre la question d'une manière satisfaisante. Pour y parvenir, il faut des sujets qui se soumettent à des mesures rigoureuses, à des expériences multipliées sur les mêmes individus et sur un nombre d'autres de la même espèce; variées de manière à faire ressortir chaque élément de la question, et par suite prolongées, quel que soit d'ailleurs le sort des êtres qui s'y prêtent.

Nous le demandons, est-ce à l'homme qu'il faut s'adresser pour le mettre à des épreuves aussi rudes, et qui pourraient même devenir fatales. Il faut donc avoir recours aux animaux, si, ne voulant pas se contenter d'essais vagues et toujours contestables, on désire arriver à des résultats précis et concluans. Ici le choix n'est pas moins important; mais il ne saurait être douteux. Il ne peut porter que sur ceux dont l'alimentation se rapproche le plus de celle de l'homme. Il ne doit donc tomber ni sur les herbivores, ni sur les carnassiers, mais sur l'espèce qui, depuis sa domesticité, a toujours partagé la nourriture de l'homme à toutes les époques de la société. Le chien est donc sans contredit l'espèce la plus appropriée à ce genre de recherche.

Le second point à déterminer, c'est la forme sous laquelle les alimens doivent être présentés. Est-ce à l'état solide ou liquide? Cette question heureusement est assez bien éclaircie pour ne pas exiger de notre part des recherches préalables. On a trouvé par l'observation et par l'expérience que c'est à l'état solide que les alimens produisent le plus d'effet; et pour ne citer que les travaux les plus récens, nous dirons que le frère de l'un de nous, M. Milne Edwards, a constaté qu'il est utile que les alimens soient à l'état solide pour déterminer une sécrétion plus abondante des sucs gastriques.

Ces conditions préalables étant déterminées, il s'agissait de faire choix de la méthode. Fallait-il donner la gélatine seule ou associée à un autre aliment? Si l'on voulait tenter de donner la gélatine seule, comme dans cet état, ce serait une nourriture insolite pour l'homme comme pour le chien, on aurait difficilement la conviction que l'animal ait voulu en prendre assez pour s'en nourrir. Et enfin, d'après les recherches de M. Magendie, dont l'Académie aura conservé un vif souvenir, il ne paraîtrait pas qu'aucun produit immédiat, soit végétal, soit animal, fût capable à lui seul de suffire à l'alimentation. Il ne convenait donc pas de tenter des expériences qui, d'après les données de la physiologie, devaient être infructueuses. Il faut donc l'associer à une

autre substance alimentaire, constater l'effet de leur asso-
ciation, et déterminer ensuite la part de chacune. On verra
plus tard l'avantage qui résulte de cette méthode.

La substance a plus convenable est, sans contredit, celle
qui fait la base de la nourriture et de l'homme et du chien :
le pain. En ajoutant au pain une solution de gélatine, on
remplit la première condition dont nous avons indiqué la
nécessité ; celle d'un aliment solide. En même temps nous
remplissons aussi la seconde : que la nourriture soit prise
avec appétence et en quantité suffisante. Enfin, le choix
de ce régime nous fournit encore un autre avantage ; il est
presque le même que celui auquel l'animal est habitué ; il n'en
diffère que par une nuance : il n'y a donc pas de transition
brusque, avantage très-grand qui simplifie les résultats et
doit leur donner plus de précision ; car c'est un usage assez
général de nourrir les chiens avec du pain et du bouillon
fait avec de basses viandes. Ce bouillon contient principalement de la gélatine, plus quelques autres principes. C'est
précisément dans l'absence de ces principes que consiste
la nuance ; ils manquent au régime de pain et de gélatine
dont nous voulons de faire l'épreuve.

Quelle devait être la proportion de la gélatine ? Il fallait
encore nous régler à cet égard sur le régime habituel des
chiens, que nous venons d'indiquer. Nous fîmes donc, pour
terme de comparaison, un bouillon avec de la viande de
cheval, en suivant les indications d'un marchand de chiens.
Nous en prîmes la densité avec un pèse-liqueur, pour déterminer celle qu'il fallait donner à la solution de gélatine.
Il convenait de rendre celle-ci plus dense, pour compenser,
s'il se pouvait, l'absence du principe sapide et odorant ;
c'est ce que nous avons fait ; nous en avons consigné la
proportion dans les tableaux annexés à ce mémoire. Nous
n'avons mis que la quantité de solution de gélatine nécessaire pour en imprégner convenablement le pain.

Quant à la ration de ce régime, il était évident qu'il ne

fallait pas la limiter. Les chiens devaient manger à leur appétit et à leur suffisance, si nous voulions juger des qualités nutritives du régime. Ils prenaient ainsi deux repas par jour.

Comme notre projet était de soumettre à l'épreuve diverses espèces de gélatines, nous nous sommes servis dans ce premier travail : 1.º de l'espèce qui constitue la colle forte; 2.º de la gélatine fournie par la manufacture de l'Ile des Cygnes, où on l'extrait des os par le moyen de l'acide muriatique. Elle nous a été fournie comme gélatine alimentaire; elle en avait les caractères appréciables au goût et à l'odorat; nous avons appris depuis qu'il y en avait de meilleure qualité; mais nos résultats, loin d'être infirmés par cette circonstance, en ont au contraire été fortifiés. Nous avons dès l'abord désiré soumettre à l'expérience la gélatine extraite par la vapeur, et l'administration des hôpitaux en aurait mis à notre disposition; mais nous faisions nos expériences à Versailles; et à cause de sa liquidité, elle ne se serait pas conservée; nous espérons vaincre cette difficulté dans un second travail dans lequel nous devons nous occuper des autres variétés de gélatine. Nous distinguerons celles que nous avons employées dans ce premier travail, par les noms de *gélatine inférieure* et de *gélatine alimentaire*.

Toutes ces préparations faites et toutes les précautions prises, que nous avons indiquées, voici en deux mots la nature des expériences que nous tentons et la vue générale de la marche que nous devons suivre.

Nous soumettons des chiens à un régime de pain et de solution de gélatine, dans des proportions telles, qu'il représente leur nourriture ordinaire de pain et de bouillon, sans les principes sapides et odorans qui distinguent les bouillons de viande. Or, quel que soit l'effet de ce régime, il est évident qu'il nous conduira à résoudre toutes les questions que nous nous sommes proposées.

Supposons d'abord que ce régime suffise, qu'il fournisse

à lui seul une nutrition complète. En ce cas, la question principale sera résolue, et voici pourquoi : c'est que M. Magendie a prouvé que le pain seul ne fournit pas une nutrition complète, et sauf à vérifier ce résultat, si la gélatine et le pain suffisent, la gélatine est nutritive.

Supposons au contraire que le pain et la gélatine ne suffisent pas, le régime ne laissera pas probablement d'être nutritif, ne fût-ce qu'à cause du pain. Or, en supprimant un des élémens et en faisant des expériences comparatives, la différence des effets fera ressortir la valeur de chaque élément.

En dernier lieu, si le régime du pain et de la gélatine est défectueux, il sera facile de déterminer ce qu'il faut y ajouter pour le rendre complet. Voilà le dernier terme des recherches : nous savons ainsi où nous allons et par quelle route nous devons y arriver.

Quant à la manière d'apprécier les effets du régime, nous avons eu recours au procédé le plus sûr, et qui ne laisse rien de vague ou d'incertain. Nous avons pesé les animaux à des époques successives, ce qui donne des résultats positifs et qui ne se prêtent à aucune illusion. Nous avons donc mis toute la rigueur dont nous étions capables et dans le choix de la balance et dans la manière de faire les pesées.

Nous avons pour commencer donné la préférence aux jeunes chiens ; étant plus petits, ils sont plus faciles à maîtriser et à peser avec exactitude ; d'ailleurs leur nutrition étant plus rapide, ils pouvaient donner des résultats plus prompts et plus marqués. Le seul inconvénient, c'est qu'ils sont sujets la première année, et surtout l'hiver, à une maladie qui en emporte beaucoup ; mais elle a des symptômes déterminés qui ne permettent pas de la méconnaître ; nous avons d'ailleurs pris toutes les précautions de salubrité nécessaires pour une longue suite d'expériences, et nous avons été assez heureux pour éviter cette cause fâcheuse de complication.

Nous avons commencé nos recherches au mois d'octobre de l'année dernière.

Les chiens dont nous sommes servis étaient en bon état; nous nous bornerons à relater brièvement les deux premières séries d'expériences, pour donner une idée plus nette des résultats; nous présenterons ensuite les autres d'une manière générale, pour éviter des détails inutiles.

Le chien n.° 1, encore susceptible d'accroissement, pesant 2,250 grammes, fut soumis au régime de pain et de gélatine inférieure, pendant onze jours; au bout de ce temps, il avait perdu 124 grammes; dans cet intervalle, il fut pesé sept fois, et le poids du corps subit des alternatives d'accroissement et de diminution, mais toujours au-dessous du point de départ.

Il était évident, à cause des accroissemens relatifs de poids et de la durée des expériences, que le régime était nutritif, mais qu'il était insuffisant.

Les expériences, sur une petite chienne, n.° 2, confirment cette conclusion; elle était très-grasse, venait d'être sevrée et pesait 1,107 grammes; mise au régime de pain et de gélatine inférieure pendant onze jours, elle avait gagné 140 grammes. Le régime était donc nutritif; mais il paraissait insuffisant; car d'abord, en examinant la marche de la nutrition pendant cette période, il y avait eu une fluctuation continuelle dans les sept pesées qu'on a faites dans cet intervalle. De plus, la chienne avait maigri.

Ainsi, dans ces deux cas, le régime de pain et de gélatine inférieure paraissait nutritif, mais insuffisant. Dans toutes les autres expériences cette conclusion fut confirmée; ainsi nous ne reviendrons pas ici sur ce sujet, et nous porterons toute notre attention sur le régime de pain et de gélatine alimentaire, objet principal de ces recherches.

Le chien n.° 1, qui avait servi aux expériences précédentes, et qui avait perdu, après onze jours du premier régime, 124 grammes, fut mis de suite au nouveau régime de pain et de gélatine alimentaire ; ce régime fut continué pendant 75 jours. Le chien acquit alors une augmentation de poids de 159 grammes, d'où il suit qu'il avait non-seulement regagné ce qu'il avait perdu par le régime précédent, mais aussi qu'il avait dépassé de 55 grammes le premier point de départ.

Ce fait est tellement tranché qu'il prouve d'une manière incontestable que le régime de pain et de gélatine alimentaire est nutritif. Nous dirons même qu'il l'est beaucoup, car d'abord il a duré 75 jours ; puis, à la fin de cette longue période, il y a eu une augmentation de poids ; double rapport qui fait ressortir les qualités nutritives de ce régime.

Mais ce régime est-il suffisant, c'est-à-dire, peut-il seul entretenir la santé, fortifier et développer le corps ? Distinction importante sur laquelle nous avons insisté dès le commencement.

Remarquons d'abord la marche de la nutrition sous l'influence de ce régime ; elle est digne d'attention. Dans les 75 jours, on a fait onze pesées ; il ne fallait pas trop les rapprocher pour éviter les variations diverses de poids qui ont lieu dans les nutritions les plus complètes. Dans cet espace de temps, il y a eu une fluctuation de poids remarquable, tantôt au-dessus, tantôt au-dessous du point de départ ; or, cette incertitude de marche dans le développement du corps chez un jeune animal en pleine croissance, ne paraît pas conforme à l'idée bien ou mal fondée qu'on se fait du développement normal d'un jeune être bien portant. Et en effet, il était visible, après un certain temps, que cette nourriture était insuffisante, parce que l'animal devenait faible.

Avant de tirer aucune conclusion relative à ce nouveau point de vue, il importe de rappeler que le chien n.° 1 avait été mis préalablement au régime de pain et de gélatine inférieure, et qu'il avait, par suite de cette nourriture, subi une perte de 124 grammes. Il pouvait donc être sous l'influence de cette perte qui l'aurait empêché de tirer tout le parti possible du nouveau régime. Nous avons paré à cet inconvénient en nous procurant un résultat net et précis.

La petite chienne n.° 2, qui nous avait servi dans nos essais sur la gélatine inférieure, fut préparée à de nouvelles expériences par un régime convenable pendant plus d'un mois ; elle avait alors acquis plus de la moitié de son poids ; elle était dans la plénitude de la santé. Dans cet état elle fut mise au régime de pain et de gélatine alimentaire pendant 21 jours, et le résultat général fut le même que dans la série précédente ; c'est-à-dire, qu'à la fin de cette époque, il y avait une augmentation de poids de vingt-neuf grammes ; mais dans l'intervalle il y avait eu des fluctuations dans le poids au-dessus et au-dessous du point de départ.

Or, les deux séries d'expériences s'accordent parfaitement, et nous pouvons déjà dire que le régime de pain et de gélatine alimentaire est nutritif, mais insuffisant. Ce résultat mérite bien que l'on s'y arrête un instant.

N'est-il pas étrange que le pain et la gélatine pure, réunis comme nous l'avons fait, ne suffisent pas pour opérer une nutrition complète ? Avant les recherches du physiologiste que nous avons cité, on croyait que le pain seul suffisait ; maintenant il paraît que non seulement il ne suffit pas seul, mais aussi qu'il est insuffisant lors même qu'il est associé à de la gélatine alimentaire. Comme les effets de ce régime devaient servir de base à toutes les recherches ultérieures, il fallait pouvoir compter sur les résultats et obtenir des mesures propres à fournir des termes de comparaison. C'est pourquoi nous avons fait cinq autres séries d'expériences d'après les mêmes principes. Ils ont donné les mêmes résultats généraux et avec des circonstances qui les font ressortir plus nettement encore. Nous réunirons toutes les séries, c'est-à-dire, les deux premières et les cinq suivantes, pour présenter un tableau général des effets de ce régime nutritif, mais insuffisant.

Dans les cas les plus favorables il y avait, à la fin de l'époque de cette nutrition, une augmentation de poids; mais dans l'intervalle il y avait eu fluctuation au-dessus et au-dessous du poids primitif, et il était visible, lorsque l'expérience avait eu une durée suffisante, que la croissance avait été arrêtée, du moins que si l'animal avait peut-être acquis un peu plus de longueur, il avait perdu en épaisseur; car il était toujours efflanqué et ses forces étaient sensiblement diminuées. Dans les cas intermédiaires il y avait diminution de poids à la fin de l'époque, avec oscillation au dessus et au-dessous du point de départ.

Dans les cas les plus défavorables, non seulement la perte du poids était considérable, mais jamais les oscillations en remontant ne pouvaient atteindre au poids primitif; de sorte que l'animal restait toujours au-dessous du point de départ, et tendait à descendre plus bas. Les mêmes effets ont été constatés non seulement sur de jeunes chiens dans leur croissance à différentes époques, mais aussi sur des adultes.

Ainsi le résultat général ne dépendait ni de l'âge des animaux, ni de la quantité de la nourriture, mais de la nature de l'aliment; ainsi sept séries d'expériences sur des chiens différens sont univoques et nous fournissent une base sur laquelle nous pouvons procéder. Nous avons consigné tous l s résultats numériques dans sept tableaux.

Le régime que nous avons soumis à ces épreuves est composé de deux élémens, le pain et la gélatine. Nous avons trouvé qu'il était nutritif, quoiqu'insuffisant; mais nous ignorons la part de chacun de ses élémens. L'addition de la gélatine au pain est-elle avantageuse pour la nutrition? Est-elle indifférente ou nuisible? Voilà la question que nous nous proposons maintenant de résoudre. Le procédé était facile, nous l'avons déjà indiqué; il s'agissait de retrancher

la gélatine de ce régime, et de borner l'animal au pain et
à l'eau. Nous connaissons la marche et la mesure de la nutrition au moyen du pain et de la gélatine. En retranchant
celle-ci nous verrons la différence si elle est appréciable ;
or, nous avons pris le chien n.° 1, après 86 jours du régime
de pain et de gélatine ; il avait alors une augmentation de
35 grammes. Nous le mîmes aussitôt au régime du pain
seul et de la quantité d'eau nécessaire, en l'assaisonnant même
d'un peu de sel pour lui donner de la saveur. Il fut ainsi
nourri pendant vingt jours au bout desquels il avait perdu
402 grammes.

Le chien n.° 2, après 21 jours du régime au pain et à la
gélatine, avait augmenté de 29 grammes. Mis aussitôt au
régime du pain seul et de l'eau, au bout de 33 jours, il per-
dit 333 grammes.

Le n.° 3, pendant les 81 jours qu'il avait été au pain et
à la gélatine, avait fluctué au-dessus et au-dessous du point
primitif ; le dernier jour il était en perte de 112 grammes.
Mis alors au régime du pain et de l'eau, il perd, en dix–neuf
jours, 196 grammes ; c'est-à-dire que, dans le quart du
temps, il perd presque le double du poids. Le n.° 4, après
86 jours de nourriture au pain et à la gélatine, durant les-
quels le poids avait aussi fluctué au-dessus et au-dessous du
point de départ, était en perte de 277 grammes ; le même,
mis aussitôt au pain et à l'eau, perd dans 23 jours, c'est-à-
dire dans le quart du temps précédent, 477 grammes.

Enfin le n.° 7 est mis successivement aux deux régimes
différens pendant le même espace de temps, c'est-à-dire
34 jours. Nourri de pain et de gélatine, il avait perdu dans
34 jours 209 grammes, et dans le même espace de temps,
mis au pain et à l'eau, il avait perdu 464 grammes, c'est-
à-dire, plus du double.

Or, voilà cinq séries d'expériences qui sont univoques
dans leur résultat général, dont plusieurs mêmes se rap-
prochent beaucoup entr'elles pour la mesure, et dont toutes

donnent des différences extrêmes en faveur de l'influence nutritive de la gélatine.

Nous avons vu que la gélatine, quoiqu'associée au pain, ne fournissait pas une nutrition complète; nous avons relaté les effets de ce régime sur le poids du corps, sur les forces et sur la croissance. Voyons maintenant ses effets sur la constitution et sur la vitalité.

Puisque ce régime est insuffisant, il est présumable que s'il était assez long-temps continué il conduirait à la mort. C'est ce que nous avons constaté sur un chien, le seul que nous ayons soumis exclusivement à ce régime et sans interruption; il ne paraissait mourir que faute d'une nutrition suffisante; il n'offrait à la longue que les symptômes de langueur, de faiblesse et d'amaigrissement successif; il était donc intéressant d'examiner l'état des organes après la mort. Il n'y eut aucune apparence de maladie organique, rien qu'un aspect de pâleur et de maigreur des tissus; l'animal n'est donc pas mort de maladie proprement dite, si l'on veut nous permettre cette expression; mais il s'est éteint faute de sustentation suffisante. Il est probable que lorsqu'on meurt ainsi par extinction, tout en prenant des alimens nutritifs, mais insuffisans, il y a une limite de réduction du poids du corps au-delà de laquelle la mort est imminente.

L'un de nous, dans des recherches antérieures qui ont été publiées, a constaté ces limites pour différentes espèces d'animaux vertébrés à sang froid, et il a prouvé que la mort dépendait principalement de cette limite, parce qu'elle était alors imminente, soit qu'on y arrivât avec lenteur ou avec rapidité. Nous avons constaté cette limite pour l'espèce d'animaux à sang chaud qui a été le sujet de ces expériences.

Les chiens que nous avons soumis aux deux régimes, lorsqu'ils étaient réduits au sixième de leur poids primitif, étaient en danger de mourir, soit qu'ils arrivassent lentement à cette limite sous le régime du pain et de gélatine, soit qu'ils y arrivassent promptement sous le régime de pain et d'eau. Le n.º 7 est mort à cette limite. D'autres l'ont dépassée. La limite extrême qu'un seul sur quatre ait atteinte avant de mourir était la perte d'un tiers du poids primitif.

Or, il convenait de rechercher à quelle époque il était encore temps de ranimer la vie, et quel changement il fallait faire au régime pour y réussir. On voit que nous touchons ici au complément de nos recherches.

Le chien n.º 1, qu'on avait mis successivement aux deux régimes, avait atteint la limite où il était en danger de mourir. Il fallait donc changer de régime et choisir la nourriture la plus approchée du régime de pain et de gélatine pure. Le pain et le bouillon est précisément ce régime, puisque le bouillon est, d'après les analyses des chimistes, et notamment celle qui a été dernièrement communiquée à l'Académie, de l'eau, de la gélatine, plus quelques principes sapides et odorans, dans une très-légère proportion. Le régime de pain et de gélatine pure ne diffère donc de celui du pain et du bouillon que par quelques principes sapides et odorans en quantité presqu'impondérable; qu'on excuse cette manière de s'exprimer, elle est nécessaire et approche assez de la vérité.

Nous substituons donc à la solution de gélatine le bouillon dans la même mesure, et nous faisons l'essai de ce régime sur le chien n.º 1, à l'époque où il est près de mourir faute d'une régime assez nutritif tel que nous l'avons décrit précédemment. Il est près de mourir, cependant il prend de cette nourriture; il continue à vivre; on le pèse le 7.º jour; il a gagné 725 grammes, c'est-à-dire presque tout ce qu'il a perdu précédemment; et dans sept jours de plus il dépassa le poids primitif de 693 grammes. Ne sent-on pas qu'un seul fait de cette nature, à la suite de tous ceux que nous avons exposés, a une valeur telle qu'il n'a pas besoin de confirmation. Cependant, nous l'avons confirmé avec un

succès qui ne peut être douteux. C'est ce que nous avons
constaté sur le n.° 2 et le n.° 3, dans les mêmes circonstances, c'est-à-dire lorsque l'animal était réduit par la perte
du poids à la limite où la mort est imminente. Les mêmes
résultats généraux ont eu lieu, et ce qu'il y a de remarquable, avec une parité de mesure pour les accroissemens et
le temps, qu'il est rare d'obtenir en physiologie.

L'étude de ce régime est féconde en résultats intéres-
sans ; il fallait s'assurer si en même temps qu'il est apte à
ramener d'un dépérissement extrême à la plénitude de la
santé, il est propre à soutenir et à développer convenable-
blement la croissance habituelle ; car l'on sait, de reste,
que ce qui est capable de ranimer les forces défaillantes et
de rendre la santé, n'est pas toujours, il s'en faut, capable
de l'entretenir et de développer le corps. Nous nous sommes
assurés que ce régime avait cette propriété, et la table
que nous avons dressée de la série des pesées donne un
exemple de la marche normale de la croissance du corps
chez un jeune animal. Elle contraste par une progression
ascendante presque constante avec les fluctuations perpé-
tuelles que présentent les régimes nutritifs, mais insuffisans, dans les cas les plus favorables. La comparaison de
ce régime avec celui du pain et de la solution de gélatine
pure, nous fournit un résultat qui intéresse vivement la
physiologie. Il tient d'une part à la théorie de la nutrition,
d'autre part aux applications pratiques qui ont donné naissance à ces recherches. Reprenons la comparaison de la
gélatine en solution dans l'eau et du bouillon, sous le rapport de leurs parties constituantes. On sait depuis long-
temps que la base de ces deux liquides est la même : la
gélatine pure. Il y a de plus dans le bouillon de viande
quelques principes sapides et odorans.

L'Académie a entendu dans un rapport récent d'un de
ses membres, à qui la chimie organique a les plus grandes
obligations, quels sont ces principes ; et c'est à l'absence

ou à la présence de ces principes tellement fugitifs qu'ils sont presqu'insaisissables, tellement minimes en quantité qu'ils sont presqu'impondérables, que sont dues les différences extrêmes des deux régimes.

Nous connaissons bien en fait de poison quelques substances qui, à des doses aussi légères, produiraient d'aussi grands effets en sens inverse, c'est-à-dire, donneraient la mort; encore faudrait-il qu'elles fussent concentrées et non pas noyées dans des quantités d'eau; mais en fait de matières nutritives nous ne connaissons rien de semblable; aussi ce résultat offre-t-il un champ nouveau à l'étude de la nutrition.

Nous arrivons ainsi à l'application pratique, et comme on voit, au dernier terme de nos recherches. Puisque le régime de pain et de gélatine en solution ne produit pas une nutrition complète, il s'agit d'y ajouter ce qui manque pour qu'il produise cet effet. Or, en y ajoutant les principes sapides et odorans du bouillon de viande, nous devons remplir cette condition, et pour atteindre le but pratique, objet de nos recherches, il fallait économiser ce principe pour utiliser la gélatine extraite des os. En ajoutant au régime précédent de gélatine pure en solution et de pain, une très-petite quantité de bouillon, il est évident que dans le cas de réussite nous remplissons toutes les conditions.

Nous allons relater ce dernier terme de nos recherches, l'expérience finale et décisive.

Le chien N.° 8, âgé de trois mois, était bien portant et dans la plénitude de sa croissance. Le 10 décembre nous le mettons au régime le plus succulent, une pâtée de pain et de viande; nous notons la marche de son développement jusqu'au 2 janvier; nous le pesons trois fois à des intervalles presqu'égaux, et nous trouvons que son accroissement est progressif et presque parfaitement régulier. Ces accroissemens forment à-peu-près une progression arithmétique représentée par les nombres 29, 47, 64 gr. Dans ces seize jours il avait gagné de la sorte 140 grammes. Il fut mis alors au régime de la gélatine et du pain, comme dans les expériences précédentes, jusqu'au 31 janvier. Dans cet espace de trente jours, sous l'influence de ce régime, il avait perdu non seulement les 140 gr. qu'il avait gagnés sous le régime précédent, mais aussi 427 gr. de plus, au-dessous du premier point de départ; c'est-à-dire, qu'il avait définitivement perdu un cinquième de son poids primitif. On connaît, d'après les expériences précédentes, le danger d'une pareille réduction.

Alors à ce même régime de pain et de gélatine pure, continué exactement dans les mêmes proportions, nous n'ajoutons que deux cuillerées de bouillon de viande de cheval sur quatorze de solution de gélatine, que nous mêlons à sa pâtée deux fois par jour. Or, nous le demandons, que peuvent contenir de principes sapides et odorans, outre la gélatine qui s'y trouve en grande proportion, ces quatre cuillerées de bouillon dans les vingt-quatre heures? Cependant cette légère addition a suffi complètement et au-delà de toute attente et de toute prévision. Dès la première pesée nous trouvons une augmentation de poids; le chien prend dès-lors un élan rapide d'accroissement, et dans vingt-cinq jours non-seulement il remonte au poids primitif, mais le dépasse, jouissant de toute la plénitude de la force et de la santé.

Nous sommes ainsi arrivés au terme des recherches que nous nous sommes proposées dans ce premier travail, sur l'emploi de la gélatine comme substance alimentaire. Nous résumerons d'une manière générale les résultats que nous avons obtenus, en nous bornant ici aux faits les plus saillans qui ont rapport aux applications pratiques.

Et nous dirons que toutes nos expériences ont concouru à prouver, 1.° que le régime de pain et de gélatine est nutritif, mais qu'il est insuffisant; 2.° que la gélatine associée

au pain a une part effective dans les qualités nutritives de
ce régime; que le régime de pain et de bouillon remplaçant
la solution de gélatine dans le régime précédent, est susceptible d'opérer une nutrition complète, c'est-à-dire,
d'entretenir la santé et de développer le corps; 4.° qu'une
addition de bouillon en petite proportion au régime de pain
et de gélatine alimentaire, le rend susceptible de fournir
une nutrition complète, c'est-à-dire, d'entretenir la santé
et de développer le corps.

Quelque soin et quelque réserve que nous ayons mis
dans la manière d'exprimer nos conclusions, nous ne pouvons les abandonner sans quelques remarques qui les fas-
sent apprécier à leur juste valeur.

Dans les sciences physiques et chimiques il n'est pas difficile d'exprimer d'une manière générale les résultats des
recherches expérimentales, parce que les corps sur les-
quels on agit possèdent des propriétés invariables. Et quand
une expérience est bien faite elle donne toujours, quand
on la répète, les mêmes résultats et la même mesure, à
des nuances près. Il n'en est pas de même lorsqu'on agit
sur des êtres organisés vivans. Ils sont essentiellement va-
riables, et les résultats diffèrent ordinairement dans des
limites très éloignées. Voilà la difficulté fondamentale dans
l'expression des faits physiologiques; mais malgré cette
difficulté qui, nous l'avouons, est souvent extrême, il y a
une distinction à faire dans la nature des résultats, qui
trouve ici son application. Ainsi il y a ici des résultats que
nous pouvons appeler *absolus*, parce qu'ils ne sont pas
susceptibles d'une fausse interprétation. Il est évident, par
exemple, que l'on doit arriver à des résultats absolus quand
il s'agit de savoir si un régime est nutritif ou ne l'est pas;
s'il suffit à l'entretien de la santé et au développement du
corps, ou si, par insuffisance, il fait dépérir et conduit à
la mort, ou s'il ramène de cette limite à la santé, à la vi-
gueur et au développement du corps.

Or, des quatre propositions qui forment nos conclusions, il y en a trois qui sont des résultats absolus; ce sont la 1.<sup>re</sup>, la 3.<sup>e</sup> et la 4.<sup>e</sup> Il n'en est pas de même de la 2.<sup>e</sup>, que la gélatine associée au pain a une part effective dans les qualités nutritives de ce régime. Quoique toutes nos expériences aient concouru à cette conclusion, car elle est fondée sur des résultats comparatifs, et quoique cette comparaison ait toujours été fondée sur les mêmes sujets, le même sujet étant variable lui-même à différentes époques, les mesures peuvent l'être aussi. C'est pourquoi l'interprétation doit être regardée seulement comme très-probable, mais non comme *certaine*. Pour arriver à toute la certitude que le sujet comporte, il faudrait plutôt varier la méthode que multiplier les expériences dans la même direction. C'est ce que nous nous proposons de faire dans un second travail en continuation du premier, si l'Académie trouve quelqu'intérêt à celui que nous présentons aujourd'hui.

Quoique le résultat relatif à la gélatine, considéré d'une manière isolée et abstraite, ne soit pas absolu, les expériences que nous avons faites sont tellement d'accord et tellement tranchées en faveur des qualités nutritives de la gélatine, qu'il n'y a qu'une scrupuleuse sévérité scientifique qui puisse exiger à cet égard de nouvelles recherches. Nous les ferons; mais en attendant il y a urgence, il y a nécessité absolue de pourvoir à l'alimentation des pauvres dans le moment où le fléau qui nous visite prend des forces proportionnées à la misère. Des quatre propositions qui composent nos conclusions, il y en a trois qui sont établies sur des résultats absolus, et qui fournissent directement les données requises pour l'application pratique. Je ne citerai que la dernière, parce que c'était le but définitif de toutes nos recherches sur cette question.

On a proposé comme aliment salutaire et à bon compte un bouillon fait avec la gélatine extraite des os et un quart de la quantité de viande employée pour le bouillon ordinaire.

Nous avons obtenu avec une solution de gélatine extraite des os et une bien moindre proportion de bouillon de viande que celle qui est recommandée et usitée, des effets nutritifs tellement énergiques, que nous n'avons pas vu de différence entre les deux espèces de bouillon.

Personne que nous sachions n'a jamais prétendu que le bouillon de viande le plus fort et le plus riche en sucs nutritifs, puisse seul suffire à la nutrition de l'homme. Il ne s'agit pas non plus de recommander le bouillon fait avec la gélatine des os, plus du bouillon de viande en certaine proportion, comme devant suffire seul. C'est un élément nutritif qu'il faut associer avec tout ce que l'on peut se proposer d'ailleurs de nutritif. Voilà, ce nous semble, ce qu'il y a d'essentiel pour le moment dans la question pratique; nous ne ferons plus qu'une observation.

Toute proposition peut ou doit être débattue si la vérité n'en est pas suffisamment évidente; mais il ne faut pas être plus difficile dans un cas que dans les autres de même nature, à moins de vouloir reconstruire pour tout les bases de notre conviction; et s'il fallait dans toutes les questions de pratique qui se présentent dans le monde, surtout dans celles qui ont rapport à la nutrition, attendre que la science en ait éclairé tous les points et les ait déterminés avec une exactitude scrupuleuse, toute la marche de la société serait arrêtée, et les savans même périraient en attendant les lumières de la science.

## N.° 1. — *Chienne susceptible d'accroissement.*

| Dates. | Poids. | Sur la première pesée | | Sur la pesée précédente. | | |
|---|---|---|---|---|---|---|
| | | Perd | Gagne | Perd | Gagne | |
| 28 oct. | 2, 350 | « | « | « | « | Commence la pâtée au pain blanc et à la gélatine inférieure. |
| 29 | 2, 216 | 0, 034 | « | 0, 034 | « | |
| 31 | 3, 192 | 0, 058 | « | 0, 024 | « | |
| 1 nov. | 2, 192 | 0, 058 | « | « | « | |
| 2 | 2, 137 | 0, 113 | « | 0, 055 | « | |
| 4 | 2, 145 | 0, 105 | « | « | 0, 008 | |
| 6 | 2, 238 | 0, 012 | « | « | 0, 093 | |
| 8 | 2, 126 | 0, 124 | « | 0, 112 | « | |

L'animal paraissait faible. — Commence la gélatine supérieure le 8 novembre.

| Dates. | Poids. | Perd | Gagne | Perd | Gagne | |
|---|---|---|---|---|---|---|
| 12 | 2, 113 | 0, 137 | « | 0, 013 | « | |
| 15 | 2, 401 | « | 0, 151 | « | 0, 288 | Ventre gonflé, dur, absence de défécation. |
| 19 | 2, 171 | 0, 079 | « | 0, 230 | « | |
| 22 | 2, 806 | 0, 044 | « | « | 0, 035 | |
| 23 | 2, 152 | 0, 098 | « | 0, 054 | « | |
| 3 déc. | 2, 340 | « | 0, 090 | « | 0, 188 | L'animal venait de boire. |
| 6 | 2, 190 | 0, 060 | « | 0, 150 | « | |
| 16 | 2, 274 | « | 0, 024 | « | 0, 084 | |
| 19 | 2, 299 | « | 0, 049 | « | 0, 025 | |
| 22 | 2, 495 | « | 0, 245 | « | 0, 196 | |
| 27 | 2, 430 | « | 0, 180 | 0, 065 | « | |
| 31 | 2, 234 | 0, 016 | « | 0, 196 | « | |
| 7 janv. | 2, 198 | 0, 052 | « | 0, 036 | « | |
| 9 | 2, 290 | « | 0, 040 | « | 0, 082 | |
| 22 | 2, 285 | « | 0, 035 | 0, 005 | « | |

L'animal a assez mauvais aspect. — Mis au pain blanc, eau pure et un peu de sel, le 22 janvier.

| Dates. | Poids. | Perd | Gagne | Perd | Gagne | |
|---|---|---|---|---|---|---|
| 23 | 2, 174 | 0, 076 | « | 0, 111 | « | |
| 3 févr. | 2, 053 | 0, 197 | « | 0, 121 | « | |
| 11 | 1, 883 | 0, 367 | « | 0, 170 | « | |

L'animal très-faible, mourant. — Pain blanc et bouillon de cheval, le 11 février.

| Dates. | Poids. | Perd | Gagne | Perd | Gagne | |
|---|---|---|---|---|---|---|
| 16 | 2, 508 | « | 0, 258 | « | 1, 725 | |
| 21 | 2, 656 | « | 0, 406 | « | 0, 102 | |
| 25 | 3, 913 | « | 2, 693 | « | 0, 287 | |

## N.° 2. — *Petite chienne très-vivace, non adulte, venant d'être sevrée.*

| Dates. | Poids. | Sur la première pesée | | Sur la pesée précédente | | |
|---|---|---|---|---|---|---|
| | | Perd. | Gagne | Perd. | Gagne | |
| 28 oct. | 1, 107 | « | « | « | « | Pain blanc et gélatine inférieure. |
| 29 | 1, 300 | « | 0, 193 | « | 0, 193 | |
| 31 | 1, 190 | « | 0, 083 | 0, 110 | « | |
| 1 nov. | 1, 271 | « | 0, 164 | « | 0, 081 | |
| 2 | 1, 308 | « | 0, 201 | « | 0, 037 | |
| 4 | 1, 218 | « | 0, 111 | 0, 090 | « | |
| 6 | 1, 161 | « | 0, 154 | « | 0, 043 | |
| 8 | 1, 247 | « | 0, 140 | 0, 014 | « | |

Commence la gélatine supérieure.

| Dates. | Poids. | Sur la première pesée | | Sur la pesée précédente | |
|---|---|---|---|---|---|
| | | Perd. | Gagne | Perd. | Gagne |
| 12 | 1, 230 | « | 0, 123 | 0, 017 | « |

L'animal très-affaibli et efflanqué, est remis à la viande cuite et au pain le 13 novembre.

| Dates. | Poids. | Sur la première pesée | | Sur la pesée précédente | |
|---|---|---|---|---|---|
| | | Perd. | Gagne | Perd. | Gagne |
| 15 | 1, 151 | « | 0, 044 | 0, 079 | « |
| 19 | 1, 245 | « | 0, 138 | « | 0, 094 |
| 22 | 1, 280 | « | 0, 173 | « | 0, 035 |
| 23 | 1, 429 | « | 0, 322 | « | 0, 149 |
| 3 déc. | 1, 695 | « | 0, 588 | « | 0, 266 |
| 6 | 1, 567 | « | 0, 460 | 0, 128 | « |
| 16 | 1, 867 | « | 0, 760 | « | 0, 300 |
| 19 | 1, 996 | « | 0, 889 | « | 0, 129 |

L'animal bien remis, gai, vif, commence la gélatine supérieure.

| Dates. | Poids. | Sur la première pesée | | Sur la pesée précédente | |
|---|---|---|---|---|---|
| | | Perd. | Gagne | Perd. | Gagne |
| 22 | 1, 912 | « | 0, 805 | 0, 084 | « |
| 27 | 1, 857 | « | 0, 750 | 0, 055 | « |
| 31 | 1, 903 | « | 0, 796 | « | 0, 046 |
| 7 janv. | 2, 005 | « | 0, 898 | « | 0, 102 |
| 9 | 2, 025 | « | 0, 918 | « | 0, 020 |

Mis au pain blanc, eau pure et sel le 9 janvier.

| Dates. | Poids. | Sur la première pesée | | Sur la pesée précédente | |
|---|---|---|---|---|---|
| | | Perd. | Gagne | Perd. | Gagne |
| 23 | 1, 892 | « | 0, 785 | 0, 133 | « |
| 3 | 1, 866 | « | 0, 759 | 0, 026 | « |
| 5 févr. | 1, 741 | « | 0, 637 | 0, 122 | « |
| 11 | 1, 692 | « | 0, 585 | 0, 052 | « |

Souffrant, faible, remis à la pâtée de pain et bouillon de cheval.

| Dates. | Poids. | Sur la première pesée | | Sur la pesée précédente | |
|---|---|---|---|---|---|
| | | Perd. | Gagne | Perd. | Gagne |
| 16 | 2, 403 | « | 1, 296 | « | 0, 711 |
| 21 | 2, 512 | « | 1, 405 | « | 0, 109 |
| 26 | 2, 581 | « | 1, 474 | « | 0, 069 |

## N.º 3. *Chien jeune, non encore adulte.*

| Dates. | Poids. | Sur la première peséc. | | Sur la pesée précédente. | | |
|---|---|---|---|---|---|---|
| | | Perd | Gagne | Perd | Gagne | |
| 2 nov. | 3, 433 | « | « | « | « | Pain blanc et gélatine |
| 4 | 3, 418 | o, 014 | « | o, 014 | « | inférieure. |
| 6 | 3, 399 | o, 035 | « | o, 019 | « | |
| 8 | 3, 371 | o, 061 | « | o, 028 | « | |

Gélatine supérieure, le 8 novembre.

| Dates. | Poids. | Perd | Gagne | Perd | Gagne |
|---|---|---|---|---|---|
| 12 | 3, 317 | o, 115 | « | o, 052 | « |
| 15 | 3, 339 | o, 093 | « | « | o, 022 |
| 19 | 3, 344 | o, 088 | « | « | o, 005 |
| 22 | 3, 323 | o, 109 | « | o, 011 | « |
| 23 | 3, 318 | o, 114 | « | o, 005 | « |
| 3 nov. | 3, 349 | o, 083 | « | « | o, 031 |
| 6 | 3, 355 | o, 097 | « | o, 014 | « |
| 16 | 3, 305 | o, 127 | « | o, 030 | « |
| 19 | 3, 340 | o, 092 | « | « | o, 035 |
| 22 | 3, 321 | o, 111 | « | o, 019 | « |
| 27 | 3, 308 | o, 124 | « | o, 013 | « |
| 31 | 3, 300 | o, 132 | « | o, 008 | « |
| 7 janv. | 3, 309 | o, 123 | « | « | , 009 |
| 9 | 3, 287 | o, 145 | « | o, 022 | « |
| 22 | 3, 320 | o, 112 | « | « | ), 033 |

Pain blanc, eau pur· et sel, le 22 janvier.

| Dates. | Poids. | Perd | Gagne | Perd | Gagne |
|---|---|---|---|---|---|
| 23 | 3, 311 | o, 121 | « | o, 009 | « |
| 5 fév. | 3, 183 | o, 249 | « | o, 128 | « |
| 11 | 3, 024 | o, 308 | « | o, 159 | « |

Pain blanc et bouillon de cheval, le 11 février.

| Dates. | Poids. | Perd | Gagne | Perd | Gagne |
|---|---|---|---|---|---|
| 16 | 3, 463 | « | o, 031 | « | o, 439 |
| 21 | 3, 654 | « | o, 222 | « | o, 191 |
| 25 | 3, 759 | « | o, 327 | « | o, 105 |

## N.º 4.

| Dates. | Poids. | Sur la première pesée. | | Sur la pesée précédente. | | |
|---|---|---|---|---|---|---|
| | | Perd | Gagne | Perd | Gagne | |
| 28 oct. | 2, 384 | « | « | « | « | Pain blanc et gélatine inférieure. |
| 29 | 2, 450 | « | 0, 066 | « | 0, 066 | |
| 31 | 2, 485 | « | 0, 101 | « | 0, 035 | |
| 1 nov. | 2, 453 | « | 0, 069 | 0, 032 | « | |
| 2 | 2, 384 | « | « | 0, 069 | « | |
| 4 | 2, 339 | 0, 045 | « | 0, 045 | « | |
| 6 | 2, 411 | « | 0, 027 | « | 0, 072 | |
| 8 | 2, 453 | « | 0, 069 | « | 0, 042 | |

Gélatine supérieure, le 8 novembre.

| Dates. | Poids. | Perd | Gagne | Perd | Gagne | |
|---|---|---|---|---|---|---|
| 12 | 2, 388 | « | 0, 004 | 0, 065 | « | |
| 15 | 2, 404 | « | 0, 020 | « | 0, 016 | |
| 19 | 2, 351 | 0, 033 | « | 0, 053 | « | |
| 22 | 2, 390 | « | 0, 006 | « | 0, 039 | |
| 23 | 2, 397 | « | 0, 013 | « | 0, 007 | |
| 3 déc. | 2, 215 | 0, 169 | « | 0, 182 | « | |
| 6 | 2, 164 | 0, 220 | « | 0, 051 | « | |
| 16 | 2, 437 | « | 0, 053 | « | 0, 273 | L'animal venait de boire. |
| 19 | 2, 191 | 0, 193 | « | 0, 246 | « | |
| 22 | 2, 214 | 0, 170 | « | « | 0, 023 | |
| 27 | 2, 098 | 0, 286 | « | 0, 116 | « | |
| 31 | 2, 163 | 0, 221 | « | « | 0, 065 | |
| 7 janv. | 2, 214 | 0, 170 | « | « | 0, 051 | |
| 9 | 2, 090 | 2, 291 | « | 0, 124 | « | |
| 22 | 2, 107 | 0, 277 | « | « | 0, 017 | |

Pain blanc, eau pure et sel, le 22 janvier.

| Dates. | Poids. | Perd | Gagne | Perd | Gagne | |
|---|---|---|---|---|---|---|
| 3 | 2, 103 | 0, 281 | « | 0, 004 | « | |
| 5 fév. | 1, 815 | 0, 569 | « | 0, 288 | « | |
| 16 | 1, 593 | 0, 691 | « | 0, 122 | « | |

Mort le 16 février, après avoir perdu — 0,29 de son poids primitif.

## N.º 5.

| Dates. | Poids. | Sur la première pesée. | | Sur la pesée précédente. | | |
|---|---|---|---|---|---|---|
| | | Perd | Gagne | Perd | Gagne | |
| 1 nov. | 1, 656 | « | « | « | « | Pain blanc et gélatine inférieure. |
| 2 | 1, 709 | « | 0, 053 | « | 0, 053 | |
| 4 | 1, 614 | 0, 042 | « | 0, 095 | « | |
| 6 | 1, 553 | 0, 103 | « | 0, 061 | « | |
| 8 | 1, 613 | 0, 043 | « | « | 0, 060 | |

Pain blanc et gélatine supérieure, le 8 novembre.

| Dates. | Poids. | Perd | Gagne | Perd | Gagne | |
|---|---|---|---|---|---|---|
| 12 | 1, 510 | 0, 146 | « | 0, 103 | « | |
| 15 | 1, 636 | 0, 020 | « | « | 0, 126 | |
| 19 | 1, 491 | 0, 165 | « | 0, 145 | « | |
| 22 | 1, 481 | 0, 175 | « | 0, 010 | « | |
| 23 | 1, 467 | 0, 189 | « | 0, 014 | « | |
| 3 déc. | 1, 335 | 0, 321 | « | 0, 132 | « | |
| 6 | 1, 347 | 0, 309 | « | « | 0, 012 | |
| 16 | 1, 288 | 0, 368 | « | 0, 059 | « | |
| 17 | 1, 283 | 0, 373 | « | 0, 005 | « | Pesé après sa mort. |

Mort dans la nuit ; avait perdu près de 0,23 de son poids primitif.

## N.º 6. — *Chien adulte.*

| Dates. | Poids. | Sur la première pesée. | | Sur la pesée précédente. | |
|---|---|---|---|---|---|
| | | Perd | Gagne | Perd | Gagne |
| 19 déc. | 4, 163 | « | « | « | « |
| 22 | 4, 060 | 0, 103 | « | 1, 103 | « |
| 27 | 3, 899 | 0, 264 | « | 0, 161 | « |
| 31 | 4, 111 | 0, 052 | « | « | 0, 212 |
| 7 janv. | 4, 088 | 0, 275 | « | 0, 023 | « |
| 9 | 4, 252 | « | 0, 089 | « | 0, 164 |
| 22 | 3 ,954 | 0. 209 | « | 0, 298 | « |

Pain blanc, eau et sel, le 12 janvier.

| Dates. | Poids. | Sur la première pesée. | | Sur la pesée précédente. | |
|---|---|---|---|---|---|
| | | Perd | Gagne | Perd | Gagne |
| 23 | 3, 788 | 0, 375 | « | 0, 166 | « |
| 5 fév. | 3, 668 | 0, 495 | « | 0, 120 | « |
| 11 | 3, 490 | 0, 673 | « | 0, 178 | « |

Pain blanc et bouillon de cheval, le 11 février.

| Dates. | Poids. | Sur la première pesée. | | Sur la pesée précédente. | |
|---|---|---|---|---|---|
| | | Perd | Gagne | Perd | Gagne |
| 16 | 3, 792 | 0, 371 | « | « | 0, 302 |
| 21 | 3, 987 | 0, 176 | « | « | 0, 195 |
| 25 | 4, 151 | 0, 011 | « | « | 0, 165 |

## N.º 7. — *Chienne de trois mois.*

| Dates. | Poids. | Sur la première pesée. | | Sur la pesée précédente. | | |
|---|---|---|---|---|---|---|
| | | Perd | Gagne | Perd | Gagne | |
| 16 déc. | 2, 124 | « | « | « | « | Pâtée de viande et de pain blanc. |
| 21 | 2, 153 | « | 0, 029 | « | 0, 029 | |
| 26 | 2, 200 | « | 0, 076 | « | 0, 047 | |
| 2 janv. | 2, 264 | « | 0, 140 | « | 0, 064 | |

Pain blanc et gélatine alimentaire le 2 janvier.

| Dates. | Poids. | Perd | Gagne | Perd | Gagne |
|---|---|---|---|---|---|
| 7 | 2, 271 | « | 0, 047 | « | 0, 007 |
| 14 | 2, 005 | 0, 119 | « | 0, 266 | « |
| 19 | 2, 022 | 0, 102 | « | « | 0, 017 |
| 24 | 1, 839 | 0, 205 | « | 0, 166 | « |
| 31 | 1, 697 | 0, 427 | « | 0, 142 | « |

Même pâtée, arrosée seulement d'un peu de bouillon de cheval le 31 janvier.

| Dates. | Poids. | Perd | Gagne | Perd | Gagne |
|---|---|---|---|---|---|
| 5 févr. | 1, 742 | 0, 382 | « | « | 0, 045 |
| 11 | 1, 927 | 0, 197 | « | « | 0, 185 |
| 16 | 2, 033 | 0, 091 | « | « | 0, 106 |
| 21 | 1, 988 | 0, 136 | « | 0, 045 | « |
| 25 | 2, 143 | « | 0, 019 | « | 0, 155 |

## FIN.